OBSERVATIONS EXCEPTIONNELLES

DE

TAILLE

ET DE LITHOTRITIE,

suivies d'un fait d'excision d'une exubérance du col utérin, pratiquée avec succès sur une jeune fille vierge;

PAR J.-J. CAZENAVE,

Médecin à Bordeaux, membre correspondant de l'Académie nationale de médecine de Paris, des Sociétés *Huntérienne* de Londres, médico-chirurgicales de Bologne et de Berlin, des sciences médicales et naturelles de Bruxelles, de Bruges, des Sociétés de médecine de Hanovre, de la Nouvelle-Orléans, de Lyon, de Toulouse, de Marseille, de la Société de médecine du Grand duché de Baden.

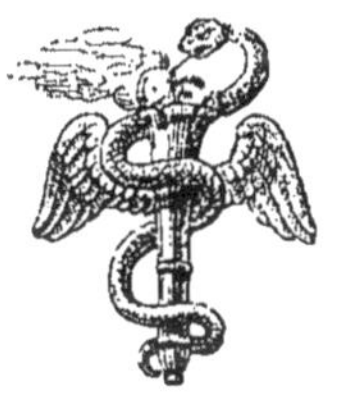

PARIS,

CHEZ J.-B. BAILLIÈRE,

LIBRAIRE DE L'ACADÉMIE NATIONALE DE MÉDECINE,

rue Hautefeuille, 19.

1850

OBSERVATIONS EXCEPTIONNELLES

DE TAILLE

ET DE LITHOTRITIE.

PREMIER FAIT.

Tentatives de lithotritie; impressions morales vives; mort occasionnée par une apoplexie pulmonaire.

M. X., habitant la campagne, âgé de soixante-quatorze ans, de haute taille, de formes athlétiques, d'une excellente constitution, violent et colère, mais homme de cœur, expansif, faisait beaucoup d'exercice, tantôt à pied, le plus souvent à cheval, et quelquefois en voiture.

Vers le mois de mars de l'année 1836, il urina fréquemment, avec beaucoup de difficultés et des douleurs siégeant au col de la vessie, et à l'extrémité de la verge. Il éprouva aussi un sentiment habituel de pesanteur à l'hypogastre, rendit des urines un peu sanguinolentes, et finit par ne pouvoir plus supporter ni l'exercice du cheval, ni la voiture, surtout quand il parcourait les chemins accidentés et rocailleux de la localité qu'il habitait. M. le docteur Bancal fut consulté à cette époque, fit deux explorations, et ne découvrit aucun corps étranger dans la vessie. Le repos, des bains, des boissons tempérantes et un régime doux furent conseillés. Le malade se trouva mieux de l'usage de ces moyens; néanmoins, la surveillance d'une grande propriété et les exigences de sa profession portèrent M. X. à secouer le joug, et à reprendre l'exercice du cheval et de la voiture. Mais, après deux ou trois jours de ce retour à ses habitudes favorites, force lui fut de garder la chambre, ou tout au moins de se borner à faire de courtes promenades dans son jardin.

Bien que M. X. se trouvât fort mal de négliger les conseils qui lui avaient été donnés, et que ses voies urinaires lui donnassent de douloureux avertissements, il n'en continua pas moins son genre de vie accoutumé jusques au printemps de l'année 1841, époque à laquelle il alla consulter un médecin, qui lui conseilla de ne rien faire, de prendre du repos, mais surtout de ne pas permettre qu'on le sondât de nouveau.

A un an de là, c'est-à-dire dans les premiers jours du mois de mai 1842, M. X. me fit prier d'aller le voir. Voici quel était son état : santé générale bien conservée, bon appétit, digestions faciles, régulières; émission des urines plus fréquente et plus douloureuse qu'autrefois; un peu d'hématurie, surtout quand le malade avait marché.

Dès que je proposai à M. X. d'explorer l'urèthre, la prostate, le col de la vessie et la vessie elle-même, pour savoir positivement à quoi m'en tenir sur l'état des voies urinaires, il argua du conseil donné par l'honorable confrère qui lui avait très-instamment recommandé de ne jamais se laisser sonder. Comme il était impressionnable et d'une rare pusillanimité, mais pour ce fait seulement, je n'insistai pas, prescrivis quelques moyens propres à calmer les douleurs qu'il éprouvait, et promis de le revoir au bout de sept à huit jours. Durant cet espace de temps, M. X. eut deux hématuries qui l'effrayèrent. Je profitai de cette circonstance pour l'engager à me laisser agir, le persuadai, et pus explorer la vessie à l'instant même. L'urèthre était large, et j'arrivai sans difficulté jusqu'à la prostate, où j'éprouvai une résistance qui ne m'empêcha cependant pas de passer outre, et de pénétrer dans la vessie avec un lithomètre à courbure courte et brusque dont je dirigeai le bec en bas, dans le bas-fond, où je constatai immédiatement la présence de deux calculs. L'un de ces calculs fut saisi par les deux branches de l'instrument, et donna 3 centimètres de diamètre.

La famille de M. X., et M. X. lui-même, conservèrent des doutes sur la sûreté de mon diagnostic touchant la présence de calculs dans la vessie, et demandèrent une consultation, que je m'empressai d'accepter. Cette consultation, à laquelle furent convoqués deux médecins très-distingués, eut lieu le 2 juin 1842, dix jours après mon exploration. En ma qualité de premier occupant auprès du malade, j'introduisis un brise-pierre courbe dans la vessie, donnai sur les calculs, et remis l'instrument à l'un de mes confrères, qui le retira jusqu'en deçà de la portion prostatique de l'urèthre. Le malade était fort effrayé, souffrait horriblement, et roidissait ses cuisses, bien qu'on lui recommandât de ne faire aucun effort. Notre confrère eut à vaincre un spasme du col de la vessie, et à lutter inutilement contre des difficultés qui provenaient des contractions très-énergiques du réservoir urinaire, *qui coiffa* les calculs. Étant dans l'impossibilité de manœuvrer le brise-pierre, qui était retenu comme dans un étau par les spasmes du col vésical et de tout l'urèthre, le premier consultant céda la place au second, qui parvint à dégager l'instrument et à le faire mouvoir dans la vessie, qui était toujours contractée, et dans laquelle il ne put rien découvrir, malgré des manœuvres habilement faites.

Quoique je me fusse évertué à dire à mes honorables confrères que j'avais saisi l'un des calculs, que j'en avais mesuré le diamètre, ils annoncèrent au malade qu'il était plus que probable qu'il n'avait pas la pierre, et que son dérangement des voies urinaires était essentiel, et tout à fait indépendant de la présence d'un ou de plusieurs corps étrangers dans la poche urinaire.

M. X. eut un très-violent accès de fièvre deux heures après les douloureuses explorations dont je viens de parler, souffrit beaucoup toute la nuit suivante, urina très-difficilement, et décida qu'il me congédierait, vu l'erreur grossière que j'avais commise en disant qu'il avait la pierre. Sur ces entrefaites, M. Damblat, de Cestas, que j'avais heureusement délivré d'un calcul par la lithotritie, eut besoin de prendre des renseignements auprès de M. X., pour une affaire qu'il avait à traiter, et s'enquit du mal qui le retenait dans son lit. A cette occasion, ce même M. X. parla de sa maladie avec un grand luxe de détails, et n'oublia pas de signaler l'erreur de diagnostic dont on faisait grand bruit dans un certain monde. M. Damblat répondit que tout ce qu'il venait d'entendre il l'avait éprouvé; qu'on l'avait inutilement traité de sa maladie de vessie; qn'on l'avait sondé plusieurs fois sans trouver de calcul, et que, cependant, m'ayant été adressé par un ami de M. Lannes, que j'avais opéré de la pierre avec le docteur Blondeau, de Bordeaux, j'avais découvert celle dont il était porteur, et l'en avais débarrassé avec le concours du docteur Beusse, chez lequel il demeura pendant que durèrent le traitement et sa convalescence. Cet entretien me valut le retour de la confiance du malade, qui me supplia de commencer le traitement dès qu'il serait moins souffrant.

Quatre jours après cet incident, et après avoir convenablement préparé M. X, je fis une séance de lithotritie en présence et avec l'aide du docteur Dupont. L'introduction du brise-pierre fut facile, et je pris huit ou dix fois de suite un calcul, que je morcelai, et qui avait 3 centimètres de diamètre.

Le malade fut doublement satisfait de cette séance, d'abord parce qu'il avait entendu très-distinctement comme nous, et mieux que nous, l'écrasement du calcul; puis, parce qu'il avait beaucoup moins souffert qu'il ne s'y était attendu.

Bain; — cataplasmes de farine de lin au périnée et à l'hypogastre; — quart de lavement froid toutes les quatre heures; — petit-lait pour boisson; — quelques quartiers d'orange pour étancher la soif.

Un peu de fièvre quatre heures après l'opération; urines fréquentes, claires et rendues par saccades douloureuses; quelques épreintes anales. Le malade rend du sable et un certain nombre de fragments du calcul quinze heures seulement après le broiement. Dans la nuit, un morceau de la pierre broyée s'engage dans le col de la vessie, et s'oppose à l'émission des urines. Le lendemain matin, de très-bonne heure, je pousse ce fragment dans la vessie, et fais uriner le malade.

M. X. passa les trois jours suivants dans un état de calme parfait quant au physique, me pressa de faire une seconde séance, me dit qu'il comptait sur une guérison très-prochaine, mais me parut très-préoccupé, très-soucieux. Grâce à l'indiscrétion d'un de ses parents, j'appris qu'il avait un procès en Cour royale dont l'issue l'inquiétait d'autant plus, qu'il lui avait été suscité par ses propres enfants; que la plus grande partie de sa fortune serait compromise s'il le perdait, et que ses adversaires avaient été contraints, pour défendre leur cause, qui était juste, de recourir à de très-regrettables extrémités. Par ce motif, et le procès devant être jugé sous huitaine, je prétextai une indisposition pour ne pas être obligé de procéder à une seconde séance de lithotritie sous l'influence d'aussi fâcheuses impressions.

Plus M. X. approchait du terme fixé pour le jugement de son procès, et plus on le voyait s'agiter, maudire le sort qu'on lui préparait sans doute, s'exprimer en termes véhéments contre les ingrats qui le poursuivaient, qui l'attaquaient dans ses affections, dans son honneur, dans sa fortune, lui, ce vieillard déjà si malade, et qui avait à supporter de si douloureuses épreuves pour être délivré des hôtes dangereux que sa vessie contenait. Il était dans cet état d'exaltation depuis quelques jours, lorsque, le 6 juillet au soir, veille du jugement de son procès, quelqu'un eut la maladresse de lui parler de cette affaire, et de chercher à excuser la conduite des personnes qui étaient si acharnées à le poursuivre. Oh! alors il fut hors de lui, eut un accès de colère ardente, profonde, impétueuse, se sentit oppressé, eut de la chaleur et de la tension dans toute la poitrine, une titillation au larynx, une toux brève, par secousses, et une expectoration abondante de sang pur. Quand j'arrivai auprès de lui, la face était encore rouge et animée, le pouls vite, fort, développé, vibrant. Malgré l'âge avancé du malade, et vu la gravité du mal et sa forte constitution, je fis une saignée du bras de 500 grammes, saignée après laquelle survinrent la lenteur, la petitesse du pouls, des lipothymies, des sueurs froides, et quelques vomituritions qui fatiguèrent beaucoup M. X. Une seconde hémoptysie eut lieu dans la nuit, mais moins abondante que la première. Le malade, que je vis immédiatement après ce nouvel accident, était pâle, faible, avait des lipothymies, et le pouls petit quoique vibrant. Un pareil état s'opposant à ce que je réitérasse la saignée, je prescrivis un lavement purgatif, des révulsifs sinapiques promenés sur les membres supérieurs et inférieurs, l'application de ventouses sèches autour du thorax, et des boissons acidulées froides.

Je laissai le malade assez calme dans la matinée du 7, mais toujours très-fortement préoccupé de l'issue de son procès, et ne cessant de dire à sa femme que l'annonce de la perte de ce procès serait son arrêt de mort.

L'avoué de M. X. vint le même jour, à six heures et demie du soir, lui annoncer la mauvaise nouvelle à laquelle il s'attendait : il venait d'être condamné! Son attitude fut digne, calme, résignée; mais une heure après il cracha par flots une cuvette de sang, et mourut foudroyé!

Je fis l'autopsie le lendemain, 8 juillet, vingt et une heures après la mort, avec le concours de mes honorables confrères et amis les docteurs Arthaud et Dupont.

Habitude extérieure. — Rigidité cadavérique très-prononcée; les proportions du corps sont magnifiques, et les muscles fortement accusés. Pâleur de cire de la face,

Crâne. — Cerveau et cervelet non examinés faute de temps.

La poitrine et l'abdomen sont ouverts par une même coupe.

Thorax. — Le péricarde n'offre rien de particulier; le cœur est de volume normal, et vide de sang.

Le poumon droit est sain, crépitant, exsangue à la coupe, et n'adhère nulle part à la plèvre costale.

Toute la cavité gauche de la poitrine est remplie d'un sang noir coagulé qui s'est échappé à travers trois déchirures profondes du poumon, dont presque tout le parenchyme *a été détruit et comme brisé par l'abord impétueux du sang.*

Abdomen. — Tous les organes contenus dans cette cavité sont sains.

Les reins et les uretères n'offrent rien de particulier.

La vessie est large, sans altération de la membrane

muqueuse, sans colonnes charnues, et contient dans son bas-fond et à la partie inférieure et postérieure de son corps dix à douze fragments de la pierre morcelée, et deux calculs.

Ces deux calculs ont la couleur de la cire jaune, sont lisses, non articulés, de forme ovoïde, aplatis sur leurs deux faces; pèsent, l'un 37 grammes, et l'autre 31 grammes 70 centigrammes. Le premier a 4 centimètres ½ de long, 3 centimètres ½ de large, et 3 centimètres d'épaisseur; le second a 3 centimètres et 2 millimètres de long, 2 centimètres de large, et 1 centimètre ½ d'épaisseur. Ils contiennent, d'après l'analyse de M. Fauré, de l'acide urique, des urates alcalins, du phosphate de chaux et de la matière animale.

DEUXIÈME FAIT.

Mort subite occasionnée par la frayeur d'une opération de taille.

M. Dubousquet, médecin-vétérinaire très-distingué de Clairac (Lot-et-Garonne), me fut adressé, dans les premiers jours de mars 1840, par le docteur Crébessac, de Tonneins. Ce malade, âgé de soixante ans, d'une bonne constitution, d'une force morale à toute épreuve, avait été traité de plusieurs coarctations uréthrales, souffrait beaucoup de la vessie et de l'urèthre depuis un an, rendait difficilement et très-fréquemment des urines purulentes et ammoniacales, avait beaucoup maigri, sentait ses forces l'abandonner, et pouvait à peine marcher.

Le docteur Crébessac et un autre confrère avaient fait quelques explorations avant de m'adresser M. Dubousquet, et avaient constaté la présence d'un ou de plusieurs corps étrangers dans la vessie. Je fis des recherches à mon tour, et à mon tour aussi je découvris trois ou quatre calculs, qui me parurent être libres dans le bas-fond de la vessie, et avoir d'assez petites dimensions. Chaque fois que le malade urinait, et il urinait très-souvent, les douleurs du col de la vessie et de l'urèthre étaient aiguës, et constamment suivies de spasmes violents dont la durée était indéterminée. Il résultait d'un tel état de choses qu'on ne pouvait pénétrer que très-rarement dans la vessie, et qu'au prix de douleurs qui aggravaient les spasmes déjà existants. Bien que cette circonstance me parût devoir s'opposer à l'application fructueuse de la lithotritie, je dus essayer de combattre ces spasmes, de dilater l'urèthre, et d'habituer ce canal au contact des instruments. Ce fut vainement que je consacrai dix-huit jours à ces manœuvres, que M. Dubousquet supportait avec une rare énergie.

Mais parler au malade de le tailler, était chose fort délicate, car il avait compté sur les bienfaits de la lithotritie, dont je fus obligé cependant de lui démontrer l'impossibilité et même le danger dans l'espèce, La taille, dont il ne m'avait entretenu que pour déplorer le sort de ceux *qui n'avaient pas même*, disait-il, *les chances d'un soldat qui va au feu*, la taille ne pouvait donc être proposée qu'avec d'infinies précautions à un calculeux qui savait tous les dangers auxquels il serait exposé en se faisant opérer de la sorte.

Quoi qu'il en fût des répugnances de M. Dubousquet, il accepta résolument ma proposition, ne fit aucune observation, ne me parut pas affecter un courage qu'il n'avait pas, conserva, du moins en apparence, le calme moral dont il jouissait habituellement, malgré les tortures qu'il endurait, et fut convenablement préparé pour subir l'opération.

Les docteurs Crébessac, de Tonneins, Arthaud et Dupont, de Bordeaux, voulurent bien m'assister.

Par précaution, et vu les éventualités auxquelles je craignais d'être exposé, je m'étais muni de tous les instruments nécessaires pour procéder, soit à la taille hypogastrique, soit à l'une des tailles périnéales, soit à la taille recto-vésicale. Bien que je préférasse la taille bi-latérale aux autres méthodes, je crus devoir prévenir mes confrères que si le spasme, à peu près incessant de l'urèthre, s'opposait à ce que je pusse introduire le cathéter, je ne m'exposerais pas à pénétrer dans la vessie sans guide, ce qui a pourtant été fait, dit-on, par deux chirurgiens aventureux, et que je procéderais alors à la taille hypogastrique, mais à la manière du docteur Baudens, empêché que j'étais et de distendre la vessie par une injection, et de recourir à la sonde à dard, à cet instrument si ingénieux, si simple, et que rien ne saurait complétement remplacer. Je sais bien qu'en pratiquant la lithotomie suivant ce procédé, la vessie n'étant ni distendue, ni soulevée, on court les risques, ainsi que cela est arrivé à de très-habiles chirurgiens, de tailler à côté de la vessie, de pénétrer dans le péritoine, et de donner lieu à la sortie des intestins, à des épanchements d'urine, ou à des inflammations. Cependant, comment faire en pareille occurrence? Personne, assurément, ne se serait avisé de tailler par la méthode recto-vésicale sans cathéter, en pénétrant dans la vessie par l'un des deux procédés indiqués par Sanson.

Quoiqu'il en fût, mes confrères et moi nous décidâmes que j'essayerais de faire la taille bi-latérale. Conséquemment, le malade fut placé, fut contenu par des aides, et j'allais introduire le cathéter dans l'urètre, quand M. Dubousquet, que nous venions de voir calme et serein en présence des préparatifs de l'opération, s'affaissa sur lui-même, pâlit subitement, perdit connaissance, ne respira plus, n'eut plus de pouls, et mourut trois quarts d'heure après, quoique mes honorables confrères et moi eussions pu faire. Force nous avait donc été d'assister, les bras croisés en quelque sorte, à une catastrophe aussi rapide qu'imprévue, catastrophe qui n'avait heureusement pas été provoquée par la douleur, puisque nous n'avions pas encore touché le malade quand la syncope nerveuse survint.

J'ai vu trois fois des calculeux avoir des syncopes produites par l'appareil effrayant de l'opération de la taille, et cette opération être prudemment ajournée pour ce fait; mais je n'avais jamais vu une syncope, causée par la frayeur, avoir un aussi déplorable résultat.

Je n'ai pas à m'expliquer ici sur le mécanisme de la syncope occasionnée par les émotions morales vives, par la frayeur surtout, qui ont pour premier effet d'agir sur le cerveau, qui est excité de manière à suspendre les mouvements du cœur, bien que, dans l'état ordinaire, ces mouvements de l'organe central de la circulation soient indépendants de l'action du cerveau. Qui ne sait, d'ailleurs, que les affections vives de l'âme peuvent tuer soudainement, en supprimant, en éteignant tout à coup l'influence nerveuse sur le cœur, ce que les modernes appellent un *affaissement nerveux?* Tout le monde connaît l'histoire de Diagoras, de Sophocle, de Léon X, de l'héritière de Leibnitz, qui moururent de joie; de Zeuxis et du philosophe Chrysippe, qu'un rire excessif fit périr. Que d'exemples ne pourrais-je pas citer de gens frappés d'une mort soudaine à l'occasion d'un violent accès de colère, ou d'une terreur subite et forte?

Mais si la mort occasionnée par la frayeur d'une opération est rare avant cette opération, on cite d'assez nombreux exemples de morts survenues pendant, immédiatement, ou presque immédiatement après. En rapportant, très-sommairement ici, quelques-uns de ces faits, que j'emprunte à diverses sources, je contribuerai peut être à faire se tenir sur leurs gardes quelques chirurgiens, heureusement très-rares de nos jours, qui opèrent leurs malades sans précaution aucune, sans les encourager, sans les enhardir, sans les consoler, sans écouter leurs doléances, sans calmer leurs frayeurs, leurs angoisses, leurs tortures morales; sans s'emparer de leur esprit, sans capter leur confiance, sans les traiter enfin avec toute la douceur et tous les ménagements qu'on doit à l'être qui souffre, et qui redoute l'*ultima ratio* du chirurgien, l'opération.

1. Un homme, dit Garengeot, à qui on avait ouvert un dépôt sur le dos de la main, ayant vu, après l'opération, ses tendons à découvert, s'écria : « Mes tendons sont blessés, » et fut si vivement affecté par cette idée, qu'il mourut au moment même [1].

2. Un soldat, âgé de vingt-cinq ans, affecté d'un phymosis qui cachait des excroissances fongueuses, se soumit avec beaucoup de peine à l'opération. A peine eût-il vu la main du chirurgien armée du bistouri, qu'il tomba en syncope et mourut sur-le-champ [2].

3. Un domestique, âgé de vingt-six ans, gros et vigoureux, avait un anévrisme à l'artère poplitée, occasionné par un effort qu'il avait fait pour débarrasser son pied, engagé entre deux morceaux de bois. On le détermina avec beaucoup de peine à se laisser amputer la cuisse. Dans l'instant qui précéda cette opération, le chirurgien vit son visage pâlir, tout son corps frissonner et entrer en horripilation; il prédit qu'il ne tarderait pas à mourir. Bonnefoi ne le quitta pas après l'opération. Son pouls était petit, vite et concentré; il grinçait des dents, éprouvait un tremblement universel, et se plaignait d'un froid excessif, qu'on ne put soulager par aucun moyen. Il mourut une heure et vingt minutes après l'opération, et, un quart d'heure

[1] Garengeot. *Traité des opérations de chirurgie*; 3 vol. in-8°. Paris. 1740.

[2] Goullard (J.-C.-E.). *De l'influence des affections morales sur le résultat des opérations de la chirurgie*; 34. P. in-4°. Paris, 1813.

avant sa mort, son pouls battait cent vingt fois par minute [1].

4. Un tailleur, âgé de trente-six ans, d'un tempérament sec et délicat, fut apporté à l'Hôtel-Dieu avec un anévrisme considérable à l'artère poplitée, survenu sans cause apparente. Lorsqu'on lui annonça qu'il fallait lui couper la cuisse (on connaissait cependant à cette époque une méthode thérapeutique moins cruelle), Bonnefoi avait son doigt sur l'artère radiale, le pouls disparut à l'instant : il sentit une roideur dans tous les muscles, et tous les assistants virent une palpitation considérable au cœur et à la région de l'estomac. Il mourut deux heures après l'opération avec les mêmes symptômes que le précédent [2].

5. Une femme, âgée de quarante-cinq ans, d'un tempérament bilieux et très-irritable, portait un cancer à la mamelle. Elle ne se décida à se laisser opérer qu'avec la plus grande peine. Dans l'instant de l'opération, elle éprouva tous les accidents dont il a été fait mention ci-dessus, et elle mourut en présence des assistants, entre les mains du chirurgien, dans l'instant où, après avoir fait les deux incisions, il commençait à disséquer la tumeur [3].

6. Un malade fort et vigoureux, âgé de vingt et un ans, portait à la partie postérieure du cou, et sur la ligne médiane, une tumeur grosse comme la tête d'un

[1] Bonnefoi (J.-B.). *Mémoire sur l'influence des passions de l'âme dans les maladies chirurgicales*. Lyon, 1783.

[2] Bonnefoi (J.-B.). *Mémoire sur l'influence des passions de l'âme dans les maladies chirurgicales*. Lyon, 1783. In-8°.

[3] Bonnefoi (J.-B.). *Op. cit.* Lyon, 1783. In-8°.

enfant. Un médicastre de village lui avait prédit que l'opération serait mortelle. Chauvo, voulant néanmoins être débarrassé de sa tumeur, fut amené, le 30 novembre 1832, à l'amphithéâtre de l'Hôtel-Dieu de Paris, où la vue du bistouri que tenait Dupuytren le fit trembler et gémir. L'opération faite avec toute la célérité et toute la dextérité imaginables, débarrassa le malade de son lipôme, mais lui causa des frayeurs et une appréhension aux conséquences terribles desquelles il succomba [1].

7. Un calculeux d'environ trente ans, d'un caractère fort gai, était décidé à l'opération, et lui-même en avait fixé le jour. Il reçut son chirurgien et les consultants avec un air de tranquillité incroyable; il chanta même pendant qu'on préparait l'appareil. Ayant aperçu les instruments, il les considéra de sang-froid et avec dérision. Tout étant prêt, il se plaça lui-même dans le fauteuil, ne voulut pas qu'on l'attachât, continuant à braver les douleurs qu'on lui avait annoncées très-vives. L'opération étant bien faite, la contraction de la vessie empêcha la pierre de sortir. On fit baigner le malade pour calmer cette affection spasmodique et faciliter la sortie de la pierre; mais le bain fut sans succès comme l'opération : le frisson et la fièvre survinrent, et le malade mourut le cinquième jour. Étonné de cette catastrophe fatale et inattendue, on en rechercha la cause : on apprit que le malade n'avait pu dormir pendant la nuit qui avait précédé l'opération. On attribua donc, avec raison, une mort

[1] *Gazette des hôpitaux;* numéro du 6 décembre 1832.

aussi prompte à une crainte extrême que le malade avait cachée sous les apparences de la gaieté [1].

8. Un enfant de sept ans, atteint d'une petite vérole qui était dans le meilleur état possible, avait au talon un gros bouton plein de pus qui le faisait beaucoup souffrir; son chirurgien l'ouvrit à huit heures du soir. A l'aspect de la lancette, l'enfant parut très-effrayé, sa figure changea, ses boutons s'affaissèrent, et il mourut le lendemain à sept heures du matin [2].

9. On a parlé de morts subites au moment des opérations, dit M. Honoré; en voici un exemple dont j'ai été témoin : il y a environ un an que je voyais un malade en proie à de très-vives douleurs dans la vessie. Cet homme était excessivement méticuleux et d'une susceptibilité outrée. M. Civiale fut appelé : il le sonda et trouva un calcul; mais cet homme fit paraître une si grande exaltation, que M. Civiale refusa de l'opérer. Quelque temps après, les douleurs s'étant renouvelées, M. Civiale fut appelé pour faire l'opération. Il introduisit le cathéter, et le malade mourut subitement [3].

10. Un homme de trente-cinq ans, d'une constitution délicate et d'un tempérament nerveux, était porteur d'une hernie inguinale étranglée. Plusieurs moyens thérapeutiques avaient été employés sans succès. Depuis deux jours, le malade était en proie à des accidents graves : coliques, nausées, vomissements tantôt

[1] Goullard. *De l'influence des affections morales sur le résultat des opétions de la chirurgie*. 34. P. in-4°. Paris, 1813.

[2] *bidem*

Bulletin de l'Académie nationale de médecine, t. XIII, 1847-48.

muqueux, tantôt bilieux, multipliés; hoquet, constipation opiniâtre, douleurs atroces au niveau de la tumeur, qui avait la grosseur d'un œuf de poule. La présence de vomissements stercoraux décida M. Cabaret à pratiquer l'opération. Déjà il se préparait, avec son collègue M. Trouessart, à inciser la peau, lorsque le malade pâlit; la respiration se ralentit, la peau se refroidit et se couvrit de sueur, les yeux devinrent hagards, les traits se décomposèrent rapidement. En jetant un coup d'œil sur la hernie, quel ne fut pas l'étonnement de M. Cabaret d'y remarquer un mouvement d'affaissement! La réduction s'était opérée spontanément et complétement au milieu du trouble universel occasionné par la frayeur [1].

Maintenant que la science est en possession des propriétés anesthésiques de l'éther et du chloroforme, il est à peu près certain que la frayeur des opérations ne sera plus aussi grande, puisque la sensibilité de la plupart des malades sera momentanément éteinte par la chloroformisation. Je dis de la plupart des malades, parce que les effets anesthésiques de l'éther et du chloroforme n'ont rien de constant, de semblable, d'absolu, selon qu'on étudie ces effets sur des sujets d'âge, de sexe, de constitutions divers, et selon que ces sujets sont porteurs de telles ou telles maladies. Ce sont là, du reste, les observations qu'ont pu faire les chirurgiens qui ont expérimenté les deux merveilleux agents dont il s'agit sur une grande échelle. Pour mon

[1] *Journal des connaissances médico-chirurgicales*, numéro de mai 1848, p. 220.

compte, et bien que je n'aie éthérisé ou chloroformisé qu'environ les deux tiers des malades que j'ai opérés depuis le 1er février 1847 jusqu'à ce jour, j'ai obtenu des effets très-divers ou n'ai rien obtenu, car tantôt l'insensibilité des malades a été complète, ils sont restés immobiles sous le couteau, ou sous l'action non moins douloureuse quelquefois d'instruments non tranchants; d'autres fois ces malades ont été très-agités quoiqu'insensibles, ont eu de la roideur musculaire, des mouvements presque convulsifs s'opposant à toute manœuvre opératoire; dans certaines circonstances enfin, quelques-uns des sujets de mes observations, malgré des inhalations anesthésiques bien conduites, bien dosées, persévérantes sans imprudence, n'ont pas pu être amenés à l'état d'insensibilité, et n'ont éprouvé qu'un dérangement assez notable, tantôt de quelques minutes, tantôt de quelques heures, d'un jour, et même d'un mois tout entier, ainsi que cela est arrivé à un jeune médecin que j'opérai en présence de plusieurs confrères, et que M. Fauré, le chimiste, chloroformisa. Deux de mes opérés seulement ont failli devenir les victimes, l'un de l'éther, et l'autre du chloroforme. Dans le premier cas, ce fut une distraction qui occasionna l'accident (fait de M. le docteur Grousset, de Bordeaux), et dans le second (fait de M. le docteur Vignes, opéré en présence de mes confrères MM. Corantin Pujos, Larrat, de Clairac, et Métayer, de Saint-Christoly), le double rôle que j'eus à remplir, et pour chloroformiser, et pour opérer, rôle accidentel, forcé, dangereux, dont on ne devra jamais se charger, quoi qu'il arrive.

TROISIÈME FAIT.

Opération de taille bi-latérale, faite dans un cas exceptionnel avec un lithotome double fabriqué tout exprès par M. Charrière, d'après mes indications.

M. de C., âgé de soixante-deux ans, très-maigre après avoir été d'un embonpoint presque excessif, avait eu plusieurs rétrécissements de l'urèthre, des fistules urinaires à la racine de la verge, au scrotum et au périnée. Cette région était sillonnée, à droite et à gauche, de cicatrices résultant d'abcès urineux largement ouverts avec le bistouri. Il était d'ailleurs hémorrhoïdaire, très-constipé; avait une vieille hernie sous-ombilicale de la ligne blanche, qui était considérable et irréductible; il était aussi porteur d'une prostatite chronique.

Ce malade avait été traité à Paris, où il occupait un emploi supérieur dans l'administration des finances, par une de nos célébrités chirurgicales, et on était parvenu, après trois années de traitements non interrompus, à le débarrasser à peu près des angusties de l'urèthre, à tarir ses fistules urinaires; mais on n'avait jamais pu le faire uriner sans sondes.

Dans les premiers jours du mois de décembre 1848, M. de C., qui avait uriné beaucoup de sang pendant quatre ou cinq jours de suite, mais sans que cette hématurie pût être mise sur le compte des manœuvres faites pour vider artificiellement la vessie, M. de C. me fut adressé par le docteur Morin, son médecin ordinaire et son ami. Le trajet assez long, 40 kilomètres, je crois, que le malade fut obligé de faire en voiture pour s'embarquer dans le bateau à vapeur d'Agen, occasionna une rétention d'urine qui le fit horriblement souffrir pendant les douze heures qu'il passa sur la Garonne. Dès son arrivée chez son beau-frère, à Bordeaux, on me fit prier d'aller le voir. Mon premier soin fut de vider la vessie, qui s'était élevée jusqu'au niveau de l'ombilic. Le repos, des bains, l'usage de lavements émollients et froids, des boissons tempérantes et la diète suffirent à faire cesser tous les accidents, et à remettre le malade sur le même pied où il était avant l'hématurie.

Voici l'état dans lequel était M. de C. après huit jours de repos à Bordeaux :

Il n'avait pas d'appétit, presque pas de sommeil, quoiqu'il souffrît à peine quand il ne marchait pas; vidait artificiellement sa vessie toutes les quatre heures, et rendait des urines grisâtres, puriformes, qui se décomposaient rapidement en exhalant une odeur ammoniacale très-pénétrante.

J'explorai l'urèthre, la prostate et la vessie le 15 décembre 1848, et découvris trois points indurés de l'urèthre, mais cédant facilement à la dilatation opérée à l'aide des bougies en gomme. Toutefois, il arrivait assez souvent que le malade passait dix et douze heures sans pouvoir vider sa vessie, à cause des spasmes de l'urèthre qui s'opposaient au passage des sondes. Je constatai moi-même la nature de ces obstacles momentanés, de ces rétrécissements *dilatables*, comme les appellent les Anglais.

La prostate, explorée par le rectum, me parut être très-volumineuse, bosselée, empiétait sur le diamètre du dernier intestin, et constituait là un véritable obstacle mécanique pour la défécation. Après ces recherches, j'introduisis alternativement dans la vessie des sondes en argent de divers calibres et à courbures brusques, pour circonscrire le col vésical tout entier. Des explorations multipliées, mais faites avec ménagement, me permirent de constater qu'il n'existait aucune de ces tumeurs que la prostate projette quelquefois dans l'intérieur de la vessie, pas plus que des valvules de son col, si bien décrites par M. Auguste Mercier, avec les ingénieux instruments de qui j'ai opéré avec succès plusieurs de ces sortes d'exubérances, notamment sur un client de M. Ferrier, de Pauillac (Gironde), dont on avait longtemps et fort inutilement cautérisé la bulbe et la portion prostatique de l'urèthre.

Quand ces explorations d'*entrée* furent terminées, j'allai plus au fond de la vessie, et y découvris deux calculs qui me parurent être d'un assez gros volume.

Trois jours après ces recherches, et au moment où je préparais le malade à la lithotritie, il reçut une lettre de sa femme, qui lui annonçait l'état presque désespéré de sa bru, qu'il aimait à l'égal de sa fille. Aucune considération ne put le retenir à Bordeaux, où il nous promit de revenir dès qu'il serait rassuré sur le compte de la malade.

Quoi qu'il en fût, M. de C. ne put venir se confier à mes soins que le 15 janvier 1849.

Après quelques jours de repos et de préparation, et bien que la prostatite chronique et les spasmes très-fréquents de l'urèthre pussent être des obstacles sérieux pour la lithotritie, je n'en procédai pas moins à cette opération le 25 janvier 1849.

Quoi que nous fissions, et malgré l'insensibilité du malade, que j'avais provoquée en le chloroformisant, le docteur Morin et moi ne pûmes faire supporter à la vessie aucune injection, aucun liquide de quelque nature qu'il fût. De guère lasse je procédai au broiement à sec de l'un des calculs, qui donna 3 centimètres (13 lignes) de diamètre. A peine eus-je pris cette pierre et l'eus-je morcelée deux fois, que la vessie se contracta violemment, et me mit dans l'impossibilité de continuer la manœuvre, bien que j'eusse attendu la cessation de cet état pendant sept à huit minutes, et bien que j'eusse maintenu l'insensibilité en faisant continuer prudemment l'usage du chloroforme. Cette tentative de broiement n'eut aucune suite fâcheuse, et nous pûmes la recommencer trois jours après. Cette fois-ci, et après avoir chloroformisé le malade, j'introduisis le brise-pierre sans injection préalable, et voulus manœuvrer à sec, comme je l'avais déjà fait sur plusieurs calculeux dont les vessies, très-irritables, *se révoltaient* sous l'influence de la plus petite distension par des liquides. Ce second essai ne réussit pas mieux que le premier, et force me fut de proposer la taille, qui fut acceptée.

En fait de lithotomie, je n'ai contracté l'habitude d'aucune méthode, d'aucun procédé spécial, et recours indifféremment aux tailles hypogastrique, périnéales et recto-vésicale, selon que ces tailles me sont imposées en quelque sorte par telles ou telles circonstances, par telles ou telles indications. Dans l'occurrence où je me trouvais placé chez le malade dont il est question, il fallait que j'optasse ou pour l'une des tailles périnéales, ou pour la taille recto-vésicale, car la taille hypogastrique était évidemment impossible, puisque M. de C. était porteur d'une hernie sous-ombilicale et irréductible de la ligne blanche, qu'une constipation habituelle et des efforts considérables pour la défécation avaient sans doute préparée, et qu'un écartement considérable des jambes, fait pour sauter un ruisseau à la chasse, avait occasionnée, car le malade avait éprouvé, lors de cet effort, la sensation d'un corps qui s'ouvre un passage à travers les parois du ventre, comme le dit Boyer. D'un autre côté, et bien que j'aie opéré avec succès deux calculeux par la taille recto-vésicale, dont les observations ont été consignées dans le *Bulletin médical de Bordeaux*, année 1833, p. 121, je ne crus pas devoir recourir à ce mode lithotomique, de peur de le voir suivi d'une fistule recto-vésicale, qui est une infirmité dégoûtante, le plus souvent incurable, et survenant au moins une fois sur quatre ou cinq opérations. Le professeur Velpeau dit que « sur environ cent opérations de ce genre, qui paraissent avoir été pratiquées aujourd'hui par MM. Sanson, Dupuytren, Camoin, Pézerat, Willaume, Cazenave (de Bordeaux), Dumont, Castara, Urbain, Janson, Taxil, Barbantini, Vacca, Géri, Orlandi, Gallori, Mansfiedl, Guidetti, Farnèse, Giorgi, Giuseppe, Cittadini, Mori, Lancisi, Castaldi, Gavarra, Regnoli, Bandiera, Heigh, Fasoti, Méli, Clot, Wenzel, Dawson, Lallemand, on compte une vingtaine de morts, autant de fistules, et plusieurs accidents qui ont mis la vie de quelques autres malades en danger [1]. »

Comme la cystotomie périnéale est celle qui offre réellement le plus d'avantages, et qui mérite, en dernière analyse, la préférence comme méthode générale, je me déterminai à opérer par la taille bi-latérale.

Néanmoins, ce n'était pas sans quelques appréhensions que j'allais procéder à cette méthode de tailler sur un sujet dont le périnée était sillonné de larges cicatrices résultant de bon nombre d'abcès urineux de fistules urinaires, abcès et fistules dont la cicatrisation s'était opérée par deuxième intention, par granulation, par la production de bourgeons charnus, mais lentement et à l'aide d'un tissu inodulaire très-prononcé, manifestement fibreux, ayant la consistance et la dureté des ligaments articulaires les plus forts. A cet état de choses, déjà si scabreux pour pénétrer à travers des tissus si divers, si complexes et si profondément modifiés par les atteintes maladives qu'ils avaient eues à subir, se joignait une hypertrophie considérable de la glande prostate, qui était très-dure, un peu bosselée, proche squirrheuse, et entourée ou traversée, comme toujours, par une trame fibreuse ou fibro-musculaire.

On sait que le jeu des lames ou d'une seule lame du lithotome double a quelquefois été, ou nul, ou incomplet, ou inégal dans les mains de quelques praticiens, à l'occasion de tailles bi-latérales faites sur des sujets

[1] Velpeau. *Nouveaux éléments de médecine opératoire*, t. IV, p. 559, 2e édition. Paris 1839.

d'un âge avancé, dont la prostate était hypertrophiée, et dont les tissus, formant le périnée, étaient très-épais, résistants, et, jusqu'à un certain point, réfractaires à l'action de l'instrument tranchant. Pour mon compte, j'ai éprouvé ce désagrément-là sur un calculeux de soixante et onze ans, que je fus obligé de tailler avec un long bistouri boutonné. Les incidents de cette sorte tiennent sans doute à la nature, à la résistance des tissus qu'on doit diviser; mais ils tiennent bien davantage, ce me semble, à la ténuité relative du lithotome double, au peu de résistance des lames, et à leur flexibilité, qui font que la puissance qui agit sur la bascule est impuissante à faire jouer des tranchants évidemment trop faibles dans des cas donnés.

Par ces motifs, et ne voulant pas d'ailleurs me priver des avantages incontestables qu'offre le mécanisme si ingénieux du lithotome double, calqué sur celui du rère Côme, qui l'avait été lui-même sur le bistouri caché de Bienaise, j'écrivis à M. Charrière, de Paris, et le priai de me faire fabriquer cet instrument, en conservant toutes les formes du manche, de la bascule, de la tige et des lames que cette tige ou gaîne reçoit, cache et protège, et lui prescrivis de donner des proportions plus considérables à toutes ces parties du lithotome double, notamment à la tige et aux lames, de façon à ce qu'aucun tissu périnéal et la prostate elle-même ne pussent résiter à l'action tranchante de ces mêmes lames. Pour obtenir ce résultat, il me suffit de faire construire des lames deux fois plus larges et deux fois plus épaisses que celles dont sont armés les lithotomes doubles ordinaires, et de donner assez de largeur à la tige et à ses rainures latérales pour que ces parties tranchantes de l'instrument pussent en sortir, y entrer librement, y être entièrement cachées et inoffensives lorsqu'on va à la recherche de la cannelure du cathéter, à travers la plaie faite aux tissus composant la région postérieure du périnée.

Lorsque j'eus ce lithotome, à la fabrication duquel l'ingénieux M. Charrière avait donné tous ses soins, je m'empressai de préparer M. de C. à subir l'opération.

La veille du jour de cette opération, le malade me dit qu'il ne voulait pas, qu'il ne souffrirait pas qu'*on l'endormît* de nouveau avec le chloroforme, parce qu'il savait, à n'en pas douter, que plusieurs personnes avaient péri sous l'influence de ce merveilleux et terrible agent anesthésique. Je dus me conformer à un désir aussi énergiquement exprimé.

Quand j'eus constaté et fait constater la présence de deux calculs dans la vessie par le docteur Morin, fort habile chirurgien qui n'exerce plus, mais que le malade, son ami intime, voulait avoir près de lui pendant l'opération, je plaçai M. de C. convenablement, le fis tenir par des aides intelligents, introduisis le cathéter, incisai les téguments, les couches musculaires et aponévrotiques superficielles, et la paroi inférieure de l'urèthre, de manière à découvrir la rainure du cathéter, sur laquelle je portai la pointe-mousse du lithotome double, que j'ouvris au n° 20. Introduisant alors l'indicateur de la main gauche dans la plaie, je reconnus qu'il existait deux calculs, l'un d'un volume moyen, et l'autre beaucoup plus considérable et gisant dans le bas-fond de la vessie, d'où je les enlevai successivement en les saisissant avec des tenettes conduites sur un gorgeret. Le premier calcul, le plus petit, cassé en quatre, était aplati, ovalaire, parfaitement lisse, et avait 3 centimètres (13 lignes) de diamètre; le second, que j'ai montré à la Société de médecine de Bordeaux, était lisse aussi, ovoïde, très-dur, et avait 4 centimètres $^1/_2$ (19 lignes) de long, et 2 centimètres $^1/_4$ (10 lignes) d'épaisseur.

Le malade perdit peu de sang, eut à peine de la fièvre pendant trente-six heures, n'eut pas d'inflammation sérieuse, urina un peu par la verge le dixième jour, et n'eut sa plaie périnéale cicatrisée que le quarante-deuxième.

Vu la flexibilité, l'élasticité et le peu de résistance des lames dont les lithotomes doubles ordinaires sont armés, je pense que les très-simples modifications que j'ai proposées seront adoptées, et mettront les praticiens à l'abri des éventualités opératoires que j'ai signalées.

EXCISION D'UNE EXHUBÉRANCE SQUIRRHEUSE DU COL UTÉRIN,

FAITE AVEC SUCCÈS SUR UNE JEUNE FILLE VIERGE.

Mlle de S., âgée de vingt-deux ans, d'une constitution vigoureuse, souffrait depuis longtemps des reins, de tiraillements dans les aines, de pesanteur au fondement; marchait difficilement, avait un écoulement vaginal d'un blanc-rosé, abondant et fétide; sentait ses fonctions digestives s'altérer graduellement, et continuait cependant d'avoir des menstrues régulières et assez abondantes, lorsqu'elle vint à Bordeaux pour me consulter.

J'explorai trois ou quatre fois le vagin, le rectum et l'hypogastre dans la première quinzaine du mois de janv. 1849, et découvris à travers la membrane hymen, intacte, une languette charnue et mobile dont il me fut impossible de reconnaître la nature. Le toucher vaginal répété avait été si douloureux, que j'ajournai mes investigations jusqu'au 19 du même mois. Cette fois-là je franchis l'hymen de vive force, afin de me frayer une voie vers le col utérin, malgré l'étroitesse du vagin. Je reconnus alors une exubérance, une sorte de polype conoïde ayant environ 4 centimètres de long, 1 centimètre de large, 5 millimètres d'épaisseur, en un mot, une de ces productions assez souvent méconnues, et qu'on ne voit se développer qu'assez rarement chez les jeunes vierges. Malgré des efforts répétés et des recherches très-minutieuses, il me fut impossible d'explorer convenablement le col de l'utérus, et, partant, d'avoir des données positives sur l'insertion de l'exubérance en question.

L'incertitude dans laquelle j'étais, me fit désirer l'adjonction de deux confrères; mais une exploration de la nature de celle que nous avions à faire étant fort pénible pour la jeune personne, nous arrêtâmes que M. Fauré voudrait bien chloroformiser la malade, et que les docteurs Dubreuilh père et Pouget n'entreraient dans sa chambre que lorsqu'elle serait étrangère à tous nos actes. Quand Mlle de S. fut insensible, je touchai le premier, et trouvai les choses dans le même état que la veille. Un spéculum étroit ayant été porté jusqu'au col utérin, ne m'apprit rien de plus que le toucher, et mes confrères, très-désireux, tous les deux, d'avoir des données aussi positives que possible à l'endroit du diagnostic, ne furent pas plus heureux que moi.

Assurément, sans la merveilleuse ressource du chloroforme, qui produisit plus que ses effets anesthésiques, nos explorations, faites en dilatant violemment le canal vulvo-utérin d'une vierge, eussent été très-douloureuses; néanmoins, mes confrères et moi nous dûmes renoncer à y recourir de nouveau, vu les difficultés que nous avions éprouvées pour combattre la contraction musculaire des membres pelviens, contraction qui avait été d'autant plus forte, que le sujet était d'une vigueur peu commune. Et d'ailleurs, s'il fallait opérer, toute manœuvre devenait à peu près impossible par ce fait de *roideur musculaire*, dont j'ai vu quelques exemples dans ma pratique, ainsi que peut se le rappeler M. Fauré, qui m'a si souvent et si obligeamment assisté.

Mais cette première consultation fut négative, en ce sens que, n'ayant pas pu formuler un diagnostic tant soit peu positif quant à la nature de l'exubérance et à son insertion, mes confrères et moi nous ne nous crûmes pas autorisés à prendre une détermination. Dans cette occurrence, je demandai une seconde consultation, pour laquelle MM. Puydebat et Chaumet furent désignés. De nouvelles explorations furent faites par ces derniers confrères, par M. Dubreuilh le père et par moi, tantôt à l'aide du toucher, tantôt à l'aide d'un spéculum, et néanmoins, je dois l'avouer, de nombreuses incertitudes restèrent dans nos esprits. Toutefois, l'opération fut décidée, et il fut arrêté que je me conduirais selon l'occurrence, et que je parerais, comme je l'entendrais, aux éventualités qui se présenteraient.

Les explorations réitérées auxquelles mes confrères et moi nous avions soumis la malade l'ayant beaucoup fatiguée, force me fut de renvoyer l'opération à quelques jours plus tard.

Quand l'irritation du vagin fut calmée, le docteur Dubreuilh père et moi explorâmes de nouveau, puis je procédai à l'opération de la manière suivante : je glissai le long du doigt indicateur gauche des pinces droites à polype, m'efforçai de saisir l'exubérance charnue le plus près possible du col utérin, tirai lentement et de façon à faire descendre ce même col aussi bas que je le pourrais. Ces pinces dérapèrent plusieurs fois, mais sans déchirer le tissu que j'avais étreint dans leurs mors. Je recommençai la même manœuvre une quatrième fois, confiai l'instrument à mon confrère, et saisis la tumeur un peu plus haut avec deux pinces de Muzeux. Cette manière de procéder ne nous ayant pas encore complétement réussi, je fus obligé d'y revenir, mais cette fois avec bonheur, car, toujours admirablement secondé par M. Dubreuilh le père, que j'avais vu à l'œuvre dans un cas fort épineux, et réussir alors que d'autres confrères et moi-même avions plusieurs fois échoué, je pus abaisser le col utérin jusqu'au tiers postérieur du vagin, et là explorer ce même col et l'exubérance qui ne faisaient qu'un, et qui nous parurent être d'un tissu identique. Donc pas d'insertion proprement dite; donc pas de pédicule; donc existence matériellement démontrée d'une production exubérante du col, d'une sorte d'hypertrophie jouant le même rôle que les polypes dans le vagin, et la malade devant, pour ce fait d'abord, pour les incommodités dont elle était tourmentée ensuite, et peut-être aussi pour son avenir de jeune femme, devant être débarrassée de cette espèce d'appendice.

Les tractions faites n'ayant pas pu abaisser le col au delà du point indiqué, je me servis alternativement de longs ciseaux courbés sur le plat, et du bistouri de Cooper pour réséquer le cône charnu, en empiétant un peu sur le col lui-même.

Une hémorrhagie inquiétante suivit immédiatement l'opération, donna lieu à des syncopes et à un état anémique qui dura plusieurs jours; puis survint une légère métro-péritonite, que le docteur Dubreuilh père combattit avec succès pendant mon absence, que motivait une opération dans la Charente-Inférieure.

Pendant que le col utérin avait été abaissé, M. Dubreuilh et moi nous avions pu constater sa dureté, son beau poli, et craindre qu'il n'y eût un commencement de dégénérescence. L'exubérance réséquée avec une portion du col ayant été examinée avec attention, et divisée par tranches, ne démentit pas ce diagnostic, car la matière était très-résistante et avait une teinte blanc-bleuâtre. Du reste, la plus grande partie de la pièce que nous avions sous les yeux était formée d''une matière qui, par sa couleur et sa consistance, se rapprochait de la couenne du lard. Nous n'osâmes pas prononcer le mot *squirrhe*, et cependant qu'était-ce donc?

On lira avec beaucoup d'intérêt, dans un ouvrage de M. Duparcque (*Traité théorique et pratique sur les altérations organiques simples et cancéreuses de la matrice*; Observ. XLVIe, p. 156, Paris, 1839), un fait d'allongement démesuré du col utérin, qui a quelques rapports, moins la dégénérescence, avec celui que je fais connaître.

Mlle de S., opérée depuis dix-huit mois, se porte à merveille, et n'a conservé aucune trace de sa maladie : c'est ce que j'ai pu constater par une exploration que je fis il y a un mois, à l'occasion d'un avis qu'on me demandait.

Bordeaux. — HENRY FAYE, imprimeur, rue Sainte-Catherine, 139.

www.ingramcontent.com/pod-product-compliance
Ingram Content Group UK Ltd.
Pitfield, Milton Keynes, MK11 3LW, UK
UKHW021032200726
13857UKWH00004B/1706